LA PRESTE

ÉTABLISSEMENT ◆ ◆ ◆

◆ ◆ ◆ THERMAL

(PYRÉNÉES-ORIENTALES)

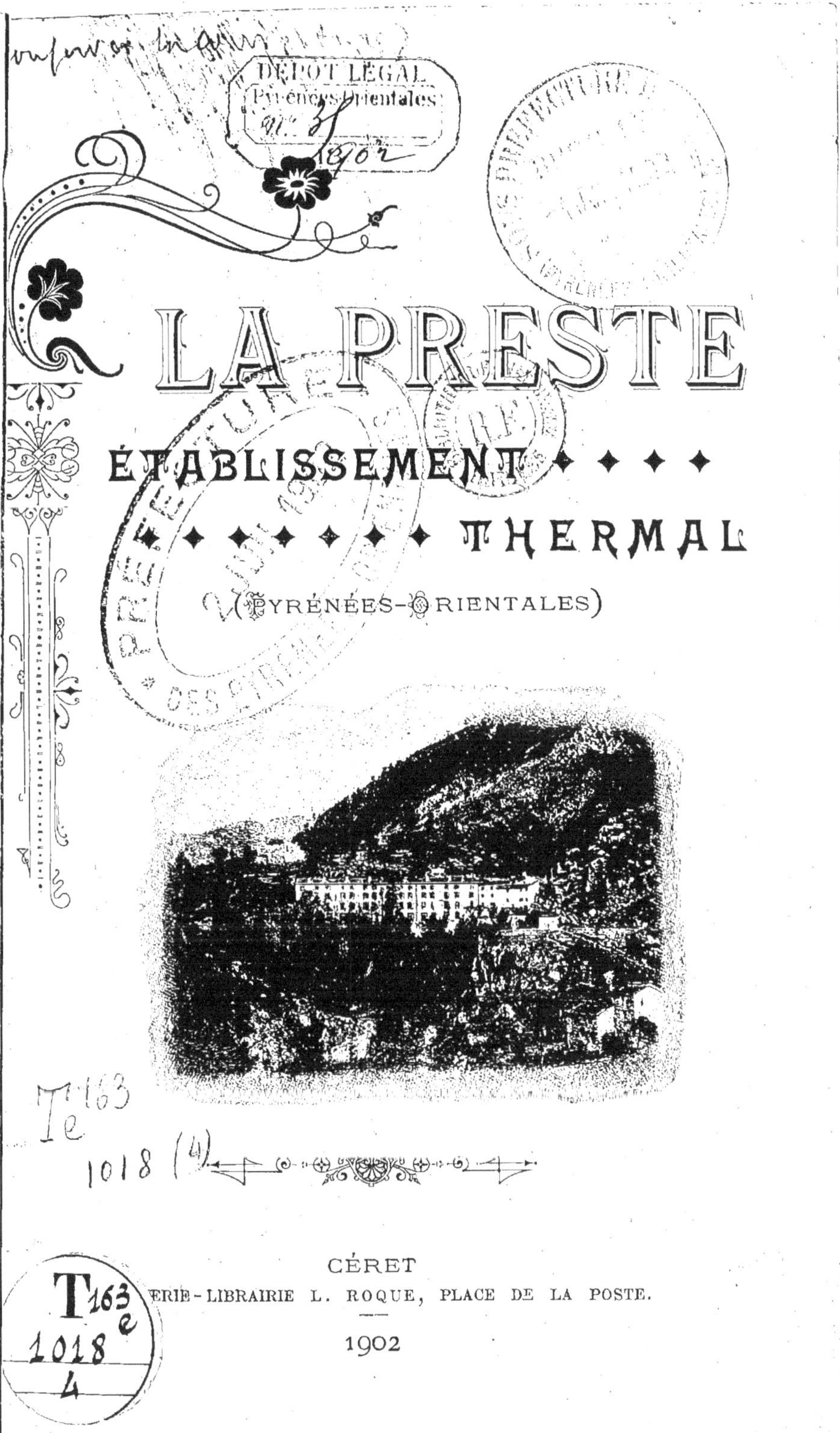

CÉRET

IMPRIMERIE-LIBRAIRIE L. ROQUE, PLACE DE LA POSTE.

1902

NOTICE MÉDICALE

SUR

L'Établissement Thermal

DE

LA PRESTE

Près PRATS-DE-MOLLO

(PYRÉNÉES-ORIENTALES)

PAR LE Dr JEANBRAU

Professeur à la Faculté de Médecine de Montpellier.

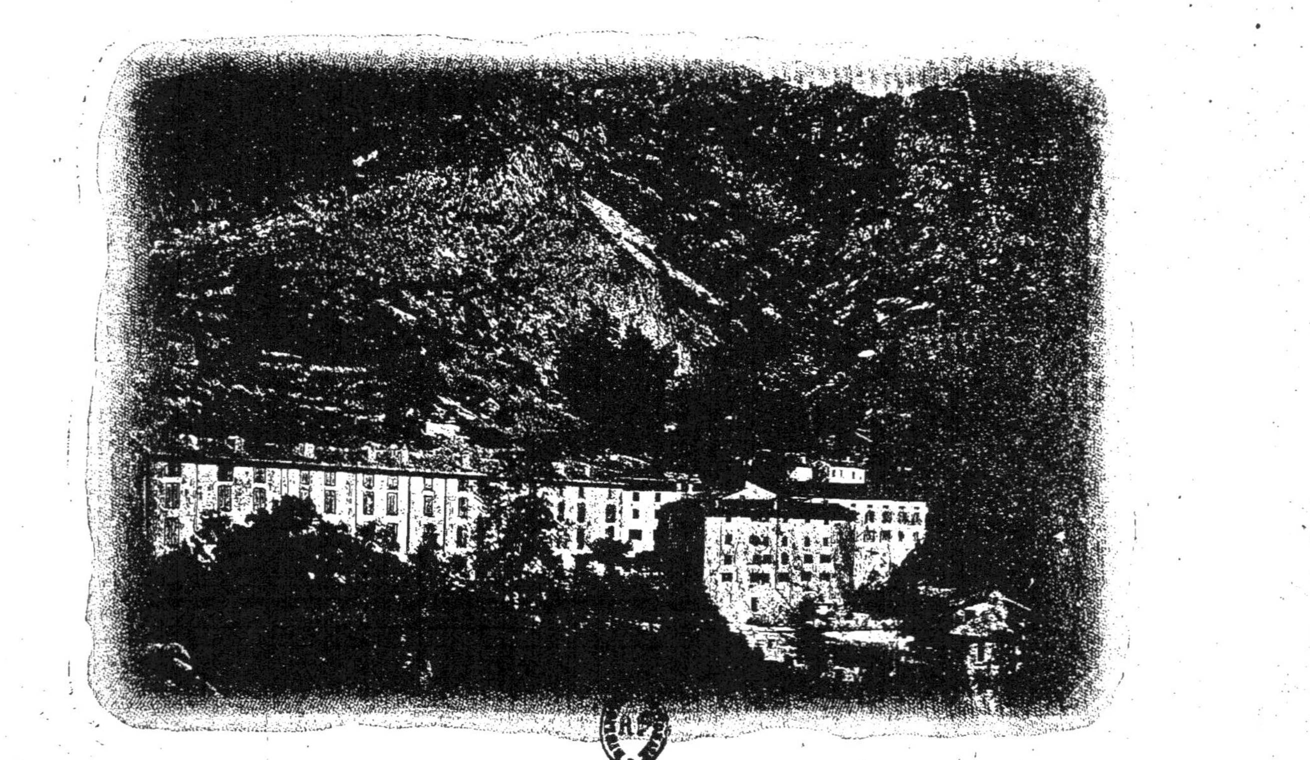

Vue de l'Etablissement de LA PRESTE.

LA PRESTE

'Etablissement Thermal de LA PRESTE est situé dans les Pyrénées-Orientales, à 28 kilomètres d'Arles-sur-Tech, petite gare près de Céret.

L'accès de cet Etablissement, encore assez pénible il y a une dizaine d'années, est devenu très facile par la création de la voie ferrée de Perpignan à Arles-sur-Tech. De cette station à LA PRESTE il ne reste plus que 28 kilomètres à parcourir en voiture. Un omnibus appartenant à l'Etablissement thermal, fait le service régulier de la gare d'Arles-sur-Tech à LA PRESTE. Mais le Conseil général des Pyrénées-Orientales a voté la création d'un réseau de tramways qui desservira Prats-de-Mollo, un chef-lieu de canton très agréablement situé dans la vallée du Tech, éloigné seulement de LA PRESTE de 8 kilomètres. On pourra donc sous peu faire le trajet qui sépare la gare terminus à la station thermale en un court délai.

La route actuelle, depuis Arles-sur-Tech jusqu'à LA PRESTE, est vraiment splendide, suspendue aux flancs des montagnes qu'elle contourne, quitte et reprend à chaque instant, en longeant les bords du Tech dont l'étroite vallée est un site infiniment pittoresque. Cette route est d'ailleurs de construction récente, puisqu'elle date de trente ans à

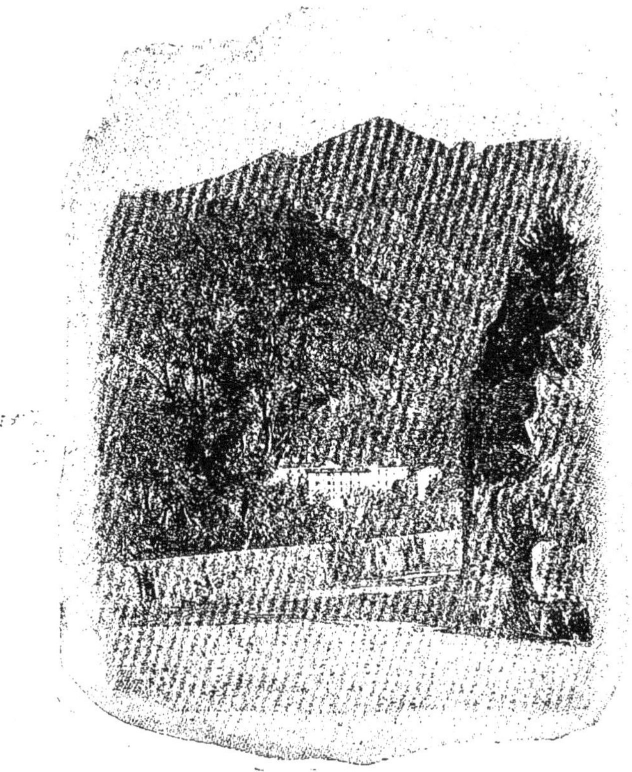

Route de Prats-de-Mollo à LA PRESTE.

peine : elle fut construite en vue d'une cure que Napoléon III devait venir faire à LA PRESTE. La déclaration de guerre et plus tard l'exil empêchèrent la réalisation de ce projet. On retrouve, dans la vallée du Tech, entre les rochers et les

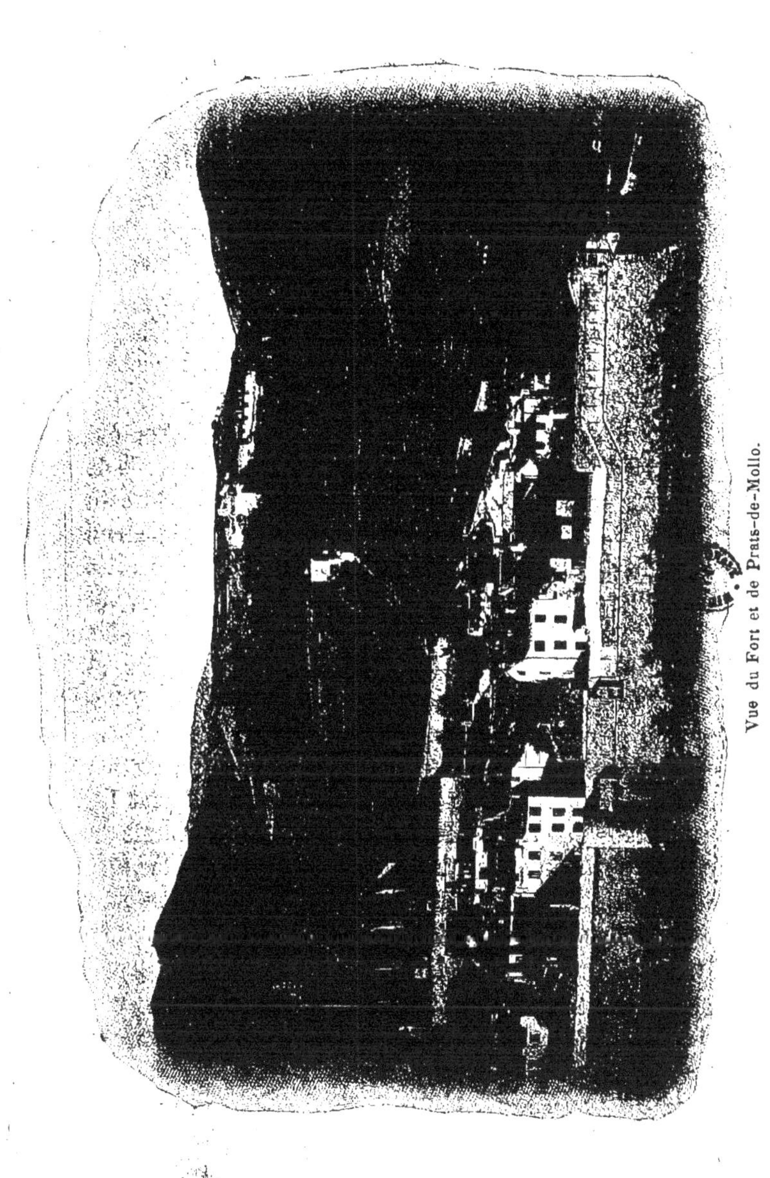

Vue du Fort et de Prats-de-Mollo.

cascades qu'agrémentent le cours de ce torrent bordé de prairies et de bois, des fragments de l'ancien chemin muletier, abandonné depuis la construction de la route carrossable. Jusqu'en 1870, les malades venaient à dos de mulet, d'abord depuis Perpignan, ensuite depuis Amélie-les-Bains.

La fréquentation de cette station dont l'accès était si pénible, puisque des malades souffrant de la pierre supportaient cinq ou six heures de voyage à dos de mulet sur un sentier rocailleux le long d'un ravin, est une preuve que la vogue dont LA PRESTE jouit depuis plusieurs siècles dans la région n'est pas due à la réclame ni à la mode, mais bien à sa remarquable efficacité.

Avant d'arriver à Céret, dont le pont de pierre, qui franchit le Tech au-dessous de la ville par une arcade de 45 mètres, est une des œuvres hardies de l'architecture du moyen-âge. Lorsque le voyageur venant de Perpignan ou d'Espagne quitte le train de Cerbère et descend à Elne, cette petite ville peut offrir à sa curiosité, s'il a quelque goût artistique ou archéologique, un des monuments les plus intéressants qui existent dans notre pays. L'église et surtout le cloître d'Elne, l'ancienne Illiberi ou « Ville-Neuve » des Ibères, nommée Helena au IVe siècle, en l'honneur de la mère de Constantin, s'aperçoivent de la station du chemin de fer, située à peu de distance. On peut les visiter aisément entre deux trains. « A sa cathédrale du XIe siècle se dressant sur un monticule au-dessus de la ville, dit Elisée Reclus, se rattache un admirable cloître entouré d'arcades de marbre blanc ».

Jusqu'en 1881, la station de LA PRESTE se bornait à une installation un peu primitive. Mais de grands travaux ont été entrepris depuis lors et ont abouti à l'édification du nouvel Etablissement.

Celui-ci est un vaste hôtel, exposé au midi, de 70 mètres

de longueur, sur 11 mètres de largeur. Au rez-de-chaussée
se trouvent les salons, la salle de correspondance, la salle
de billard, le café, le télégraphe, etc. Une large terrasse
permet aux baigneurs de faire de la marche en terrain plat
sans avoir à s'éloigner de la buvette. Les premier, deu-
xième et troisième étages comprennent des appartements
et des chambres meublés au nombre de 85. En y joignant celles de l'ancien Etablissement et de diverses villas ou maisons séparées, le nombre total des chambres s'élève à 220.

Les cuisines et les salles à manger sont situées à l'ouest, dans un pavillon nouveau.

Une vaste galerie vitrée, cons-

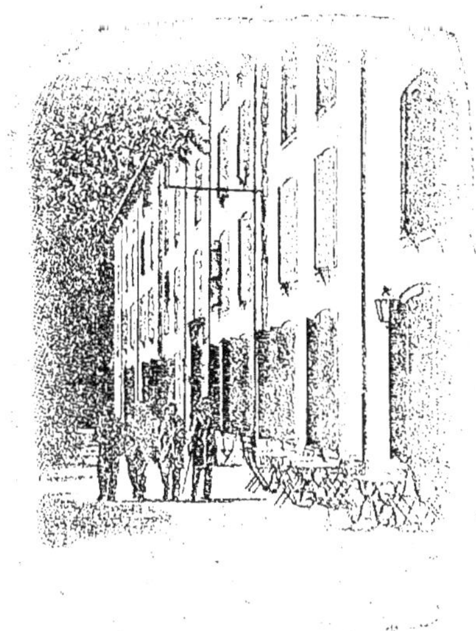

Terrasse de l'Etablissement.

truite dans le voisinage du nouveau bassin de captation,
au-dessous de l'ancien Etablissement, a été créée pour le
traitement balnéaire. Elle compte une buvette, dix-sept
cabines pourvues chacune d'une baignoire en marbre blanc
et de deux cabinets pour douches.

« Cette installation offre l'avantage inappréciable, disait
le rapporteur du Congrès d'hydrologie de 1886, M. le docteur
Durand-Fardel, que les salles de bain communiquent avec
l'hôtel, de sorte qu'on peut se rendre du lit à son bain sans

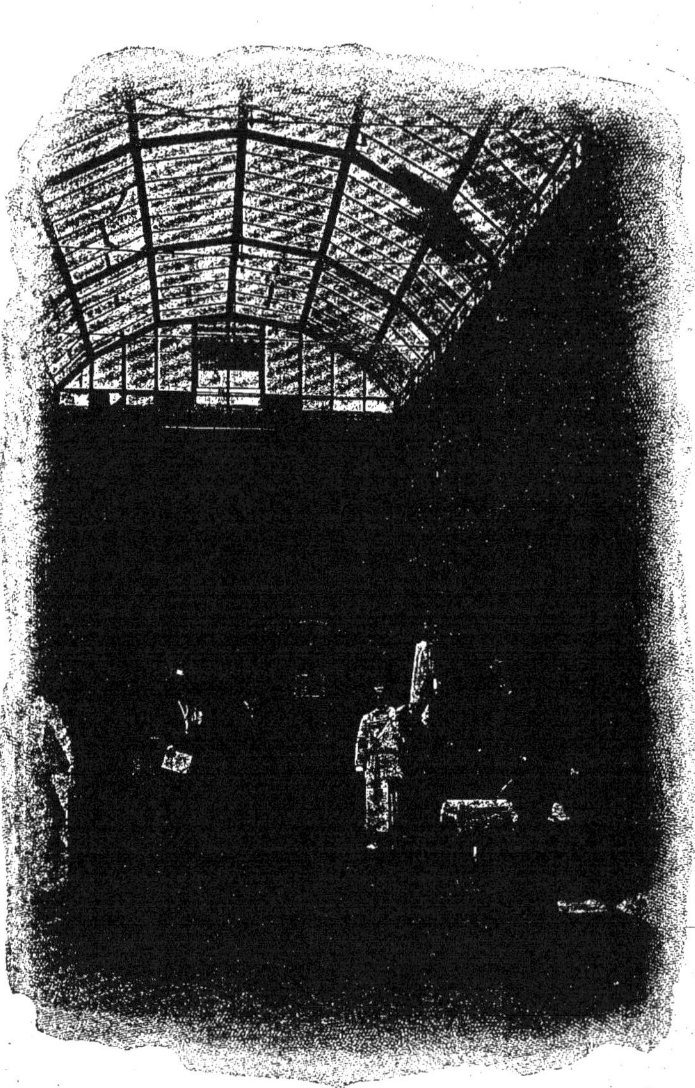

Salle de Bains et de Douches.

changer de température. Le directeur actuel de La Preste qui a déjà transformé l'Etablissement en y introduisant les perfectionnements qui rendent la vie plus facile tels que l'éclairage à l'électricité, prépare des améliorations plus importantes encore, particulièrement au point de vue de l'installation balnéothérapique. Dans quelques années, l'Etablissement aura pris une physionomie nouvelle et ne laissera rien à désirer sous le rapport du confort moderne.

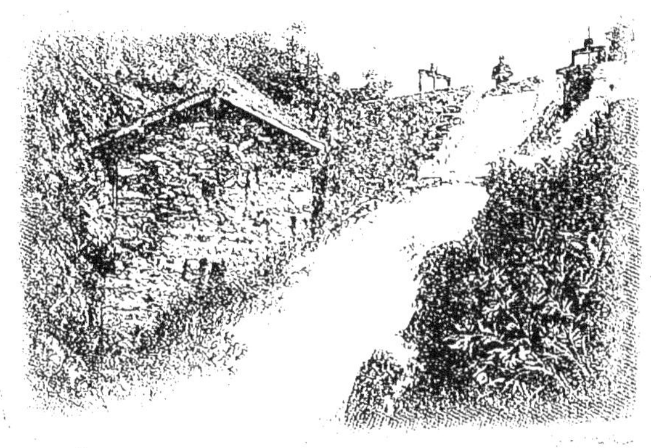

Usine Electrique.

Trois sources, dont la température varie de 44° 6 à 43 degrés sont utilisées pour les bains et la buvette. Leur composition chimique, d'après les diverses analyses, serait absolument la même. La différence de température ne peut être attribuée qu'à la longueur inégale des tuyaux qui les conduisent du point d'émergence au point où elles sont utilisées ».

Ces sources, disait le Dr Garrigou dans sa conférence au Congrès de La Preste, naissent dans le calcaire carbonifère, c'est-à-dire très haut dans la série géologique, et à une altitude de 1.118 mètres au-dessus du niveau de la mer. Ces eaux ont une température de 44° et une sulfuration représentée par 0 gr. 0028 de monosulfure de sodium » le Dr Garrigou tirait la conclusion suivante :

« Les eaux de LA PRESTE et d'Amélie-les-Bains ont une origine commune suivant toute probabilité ; mais les sources de LA PRESTE ayant à parcourir dans l'écorce terrestre une plus grande distance verticale que celles d'Amélie pour arriver au jour, les eaux perdent en température et en sulfuration, par suite de leur plus grand et de leur plus long contact avec les roches qui les encaissent, et avec l'air qui pénètre jusqu'à elles. »

Aperçu Climatologique

Comme on vient de le voir, l'Etablissement de La Preste est de 1.118 mètres au-dessus du niveau de la mer. Malgré

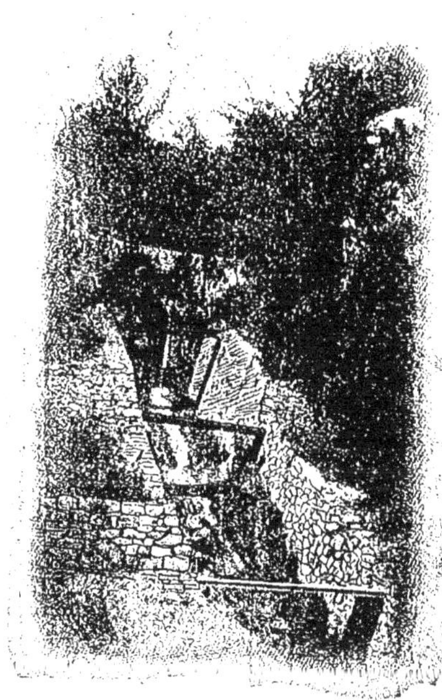

Torrent du Parc.

cette altitude élevée, la température n'est pas soumise à des variations brusques : l'exposition de l'Etablissement qui est parfaitement abrité des vents de tous côtés et regarde au Midi rend le séjour non seulement très agréable mais encore très bienfaisant aux malades et aux convalescents qui ont besoin du climat d'altitude. Voici d'ailleurs le relevé moyen de températures observées durant plusieurs années consécutives. Nous le devons à l'obligeante initiative de M. le docteur Fines, directeur de l'Observatoire de Perpignan.

TABLEAU

*Des moyennes mensuelles, saisonnières et annuelles
de la température, de la quantité et du nombre de jours de pluie,
déduites des observations faites à LA PRESTE
pendant les 13 dernières années.*

MOIS, SAISONS et ANNÉES.	TEMPÉRATURE MOYENNE.	QUANTITÉ de PLUIE.	NOMBRE des jours DE PLUIE
Janvier . . .	2° 0	73^{m}/^{m}3	4.1
Février	2° 9	75 8	6.8
Mars	4° 4	95 3	7.8
Avril	7° 0	110 2	12.9
Mai.	10° 6	142 4	12.8
Juin	14° 1	136 0	11.8
Juillet. . . .	16° 5	143 7	9.9
Août	16° 9	111 . 7	7.3
Septembre . .	14° 2	95 9	8.0
Octobre . . .	9° 3	77 8	7.5
Novembre . .	5· 9	70 6	6.2
Décembre. . .	2° 6	59 7	4.2
Hiver	2° 5	208 8	15.1
Printemps . .	7° 3	347 9	33.5
Eté	15° 8	391 4	29.0
Automne . . .	9° 8	244 3	21.7
Année	8° 8	1192 4	99.3

· D'après ces observations, ainsi que le disait le Dr Berny
qui pendant plus de 30 ans a habité LA PRESTE ou Prats-de-
Mollo toute l'année « les malades peuvent faire un traitement à LA PRESTE même au cœur de l'hiver. Le printemps

représente la plus mauvaise saison ; il est généralement pluvieux. L'été ne s'y fait pas sentir par des chaleurs excessives et l'automne y est très doux. Aussi recommandons-nous l'automne à ceux-là surtout qui vont dans les stations thermales moins pour y trouver des distractions que pour y raffermir une santé ébranlée. »

Caractères Physiques et Chimiques des Eaux de "La Preste"

L'eau de La Preste est fournie par trois sources extrêmement abondantes puisque le débit atteint près de 1.800.000 litres par jour.

Cette eau est d'une parfaite limpidité avec des reflets bleuâtres rappelant ceux d'une solution de quinine ; elle a une saveur légèrement acidulée.

Sa température est de 44 degrés centigrades.

Dès l'émergence, elle laisse déposer une matière solide, d'aspect et de consistance variables suivant les points parcourus. Blanche dès le griffon, mucilagineuse et fortement visqueuse, elle devient grise plus loin, filamenteuse et continue à rester adhérente aux corps sur lesquels l'eau jaillit. Plus loin, cette substance se présente sous forme de houppes, légèrement colorées en vert. On désigne cette matière sous le nom de *glairine :* elle est composée d'algues, de débris de petits animaux du genre naïs et cyclops, de sulfuraires et de substances minérales (soufre, fer, silice, etc.)

Nous possédons trois analyses de l'eau faites au griffon

même. La première a pour auteur le professeur Anglada, de Montpellier, et date de 1830. La seconde est due à M. le docteur Vincent, membre du Conseil supérieur de Santé de la Marine, envoyé tout spécialement à LA PRESTE en 1868, à cet effet, par le ministre de la Marine. Le rapport officiel de cette mission a été publié dans les *Archives de Médecine navale*, de janvier 1868. Les conclusions du docteur Vincent furent si favorables qu'elles décidèrent, comme nous l'avons dit, Napoléon III à se rendre à LA PRESTE. L'amiral Rigault de Genouilly, ministre de la marine à cette époque, était un habitué de cette station depuis plusieurs années.

La dernière analyse est due à M. le professeur Willm et date de 1889. La voici en son intégrité :

Analyse faite par M. le Dr Willm.

Acide carbonique des bicarbonates.....	0 gr. 0507
Acide carbonique libre.................	0 gr. 0033
Sulfure de sodium.....................	0 gr. 0099
Hyposulfite de sodium.................	0 gr. 0008
Carbonate de sodium	0 gr. 0541
Carbonate de calcium..................	0 gr. 0059
Carbonate de magnésium	0 gr. 0006
Silice	0 gr. 0399
Oxyde de fer.........................	0 gr. 0006
Sulfate de sodium	0 gr. 0275
Sulfate de potassium	0 gr. 0049
Chlorure de sodium...................	0 gr. 0031
Chlorure de lithium...................	traces
Borates phosphates...................	traces
Arsenic	faibles traces
Matières organiques..................	0 gr. 0271
Bicarbonate anhydres primitivement dissous	
Bicarbonate de sodium.................	0 gr. 0765
Bicarbonate de calcium................	0 gr. 0085
Bicarbonate de magnésium.............	0 gr. 0009

On voit donc, d'après cette analyse, que l'eau prise au griffon est sulfurée alcaline, sulfurée sodique plus spécialement, si nous tenons compte de l'excès de soude sur les autres bases. Elle laisse déposer une substance visqueuse, la glairine, constituée par des algues et de petits organismes microscopiques et cette glairine, qui va être étudiée cette année à l'Ecole de pharmacie de Montpellier est certainement un élément important dans l'action thérapeutique de cette eau.

« L'eau de La Preste, disait le professeur A. de Fleury, se distingue sûrement de la plupart des similaires, tout en conservant avec les autres eaux sulfurées du département ce caractère commun d'allier le carbonate de soude en quantité notable au sulfure alcalin : elle est la seule sulfurée de la région qui perde rapidement et totalement l'odeur et la sapidité de l'hydrogène sulfuré, en gardant du soufre..... Un petit nombre d'eaux peuvent lui être comparées : je n'en connais pas d'absolument assimilable... Quand on constate, en outre, ainsi que l'a fait J. Mallez, son efficacité dans la gravelle phosphatique et les infections purulentes de la vessie, il est légitime d'induire que ce n'est pas vainement que l'eau de La Preste descend des hauteurs de Costabona où existent des gisement houillers. Elle traverse des sédiments carbonifères riches en détritus organiques de la période secondaire, et s'imprègne probablement d'un principe térébenthiné, comme semble l'indiquer son odeur toute spécifique et analogue à une eau potable très pure, dans laquelle serait diluée une minime quantité de gemme de pin. Il importerait de rechercher ce principe par une nouvelle analyse. » Et l'éminent clinicien concluait : « Pour toutes raisons, j'estime avec Anglada que la réputation de La Preste est loin d'égaler les services qu'elle a rendus, et qu'il est seulement équitable de signaler et de répandre ses indications thérapeutiques. »

ACTION PHYSIOLOGIQUE

L'action physiologique est différente suivant que l'eau est prise au griffon ou qu'elle est dégénérée ; dans ce dernier cas, elle est légèrement modifiée dans sa composition chimique parce qu'elle a laissé déposer, sous l'action de l'air, le soufre des composés sulfurés.

Tous les effets de la médication sulfurée s'obtiennent à La Preste, mais le résultat particulièrement manifeste consiste en une augmentation de la secrétion rénale et surtout de l'élimination de l'acide urique. La diurèse est accrue à ce point, qu'en général, non seulement les besoins d'uriner deviennent plus fréquents, mais encore que la quantité d'urine éliminée dépasse parfois sensiblement la quantité d'eau ingérée. Un effet constant, très accentué surtout chez les personnes qui font pour la première fois une cure à La Preste, c'est un état particulier d'excitation des organes génito-urinaires. Il varie suivant l'âge du malade, suivant qu'il est atteint d'une affection rénale ou vésicale et que les urines sont ou non purulentes, acides ou alcalines. Même refroidie et embouteillée depuis plusieurs mois, l'eau, prise à petites doses, fait éprouver à certains malades une sorte de tension presque pénible au col de la vessie. Les urines sont d'ailleurs toujours modifiées dès les premiers jours du traitement : l'examen microscopique décèle de nombreuses cellules épithéliales témoignant d'une desquamation abondante de la muqueuse et lorsqu'il s'agit d'une cystite ou d'une pyélite, la quantité de pus est notablement augmentée.

« L'eau n'agit pas par simple lavage. Elle n'agit pas surtout exclusivement par ses carbonates ou ses silicates alcalins. Il y a un autre élement, sulfure de sodium ou sulfure d'hydrogène, qui traduit sa présence par les divers phénomènes que nous venons d'indiquer rapidement. Comme l'a parfaitement dit le Dr Berny, il se passe quelque chose d'intime du côté de la muqueuse des organes génito-urinaires : leur inflammation chronique, leur état torpide subissent des modifications. La maladie repasse à l'état aigu ; il se produit une substitution, dès les premiers jours du traitement, et les symptômes douloureux qui l'accompagnent ne dépassent guère en durée 6 ou 7 jours. »

L'eau dégénérée, c'est-à-dire refroidie, constitue dans bien des cas, un complément fort utile de la saison à LA PRESTE, surtout si dans le cours de l'année, on fait à deux ou trois reprises une petite cure à domicile. Le docteur Armand de Fleury, professeur à la Faculté de Médecine de Bordeaux, expérimenta l'eau de LA PRESTE dans son service d'hôpital et dans sa clientèle. Il en publia en 1888 les résultats dans la *Gazette hebdomadaire des sciences médicales* et de son travail nous extrayons les lignes suivantes : « Cette « eau bien embouteillée, ne subit aucune altération par les « transports les plus éloignés. Depuis plus de vingt années « que j'observe, dans les hôpitaux et la clientèle, je n'ai « jamais rencontré d'eau minérale qui se conserve aussi « limpide, aussi égale à elle-même, que l'eau de LA PRESTE. « Il n'y a donc pas à s'étonner si des observations « scrupuleusement relevées, permettent d'attester l'utilité « des eaux de LA PRESTE exploitées loin de leur milieu « d'origine ».

Il est d'ailleurs, à l'heure actuelle, bien difficile de préciser exactement le mode d'action d'une cure thermale. Comme l'a dit très justement dans le *Traité de thérapeutique* d'Albert Robin, M. le professeur Arnozan : « Les eaux minérales ont quelque chose d'organique, de vivant, qui échappe encore à nos investigations de laboratoire. L'expérience clinique est la seule qui permette à l'heure présente de se prononcer sur l'opportunité de telle ou telle station. Mais si la composition et le mode d'action des eaux minérales présentent encore trop de points obscurs, il n'en reste pas moins que ces agents sont les plus puissants que nous ayons à manier pour la modification des maladies nutritives, et que nulle part mieux que dans les stations thermales, obèses, anthritiques, goutteux, rhumatisants et scrofuleux, ne trouvent d'aussi précieuses ressources pour leur guérison. »

Mode d'emploi

L'eau de La Preste est à usage interne et externe. La plupart des malades suivent en même temps les deux traitements.

Une installation de douche est annexée à l'Etablissement et permet de compléter le traitement hydrothérapique.

En *boisson*, les doses prescrites ne dépassent que rarement un litre par jour. Encore doit-on tater la susceptibilité du malade avant de lui permettre une dose élevée. Il n'est pas rare de voir chez les calculeux un premier verre de cent grammes, pris en une seule fois, déterminer une colique néphrétique avec expulsion d'un volumineux gravier. Chez les urinaires infectés, la quantité d'eau ingérée peut dépasser sans danger les limites ordinaires. Mais encore est-il besoin d'une surveillance constante.

Si la surveillance, dans l'emploi de l'eau chez les graveleux, par exemple, n'a pas besoin d'être de tous les instants, il n'en est plus ainsi lorsqu'on a la direction du traitement hydriatique d'un prostatique, d'un rétréci, d'un catarrheux ou d'un néphrétique. Alors la dose d'eau doit être pondérée et l'effet produit attentivement surveillé.

La durée du traitement doit être subordonnée aux résultats acquis et l'on ne peut d'avance en fixer le terme. Dans les cas ordinaires elle est de 20 à 25 jours.

« Nous prohibons l'eau, disait le Dr Berny, qui a été médecin de la station pendant une vingtaine d'années, dans l'intervalle des repas, d'abord parce qu'une eau ayant la thermalité de LA PRESTE ne peut qu'être désavantageuse à la digestion, et ensuite parce que sa composition même peut être modifiée par les divers aliments contenus dans l'estomac. L'expérience nous a démontré le bien fondé de cette mesure.

« Nous laissons, au contraire, toute liberté pour l'usage de la même eau refroidie à table. Elle agit surtout alors par ses propriétés alcalines et peut exercer une heureuse influence sur les estomacs des malades dyspeptiques anciens qui viennent à LA PRESTE. »

Les *bains* exercent une action sédative très heureuse qui calme rapidement le phénomène d'excitation produits par l'eau ingérée. On abaisse à volonté la température du bain, *sans mélange d'eau froide,* grâce à un bassin-réservoir où l'eau se refroidit sans s'altérer.

Enfin, l'eau prise au griffon est employée, avec des résultats excellents, en lavages vésicaux dans les cystites chroniques.

Indications des Eaux de " La Preste "

Il existe trois indications capitales au traitement thermal de La Preste :

1° **La lithiase urique non chirurgicale** (gravelle rouge sans calculs rénaux ni vésicaux). Le traitement agit en augmentant considérablement la sécrétion urinaire, en particulier l'élimination de l'acide urique. Il n'est même pas rare de voir expulser par les malades soit pendant leur séjour, soit quelques temps après, de volumineux graviers atteignant et dépassant même le calibre anatomique de l'uretère. Le professeur Grasset, dans ses *Consultations médicales*, prescrit une saison en été à La Preste dans les cas de lithiase urinaire et de douleurs néphrétiques subaiguës persistantes avec expulsion de sable en dehors des coliques néphrétiques franches. Le professeur Guyon a envoyé des malades à maintes reprises dans cette station.

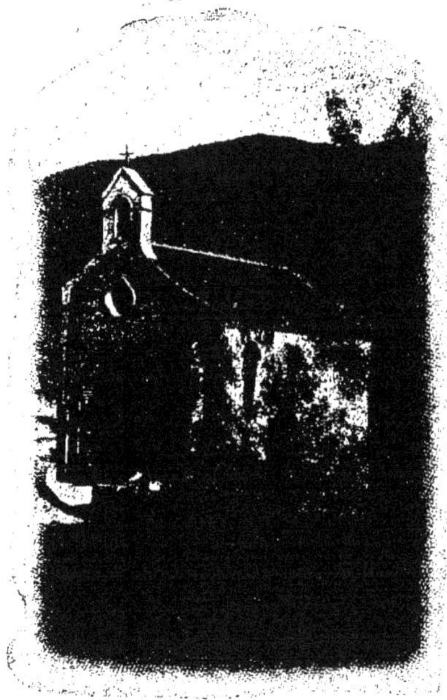

Chapelle de La Preste.

2° L'infection chronique des voies urinaires, quel qu'en soit le point de départ et quel que soit le degré des lésions.

L'eau de La Preste est particulièrement efficace dans les pyélo-néphrites si fréquentes chez les rétrécis et les prostatiques et contre lesquelles nous sommes à peu près complètement désarmés. On sait que dans la gravelle phosphatique et d'une façon générale dans les infections de l'arbre urinaire, les eaux alcalines fortes sont contre-indiquées. L'eau de La Preste rend ici des services inappréciables. En quelques jours, le pus et le mucus sont entraînés par l'eau avec les dépôts et sables phosphatiques. Ce lessivage de l'organisme transforme rapidement des urines alcalines en urines neutres et faiblement acides. Or, on sait que c'est là un point capital : les calculs phosphatiques des reins et de la vessie ne pouvant pas se produire dans une urine acide. Elle seconde avantageusement l'action du traitement local dans certaines cystites et surtout dans la tuberculose vésicale si rebelle à toutes les médications.

Dans un ouvrage récent sur les maladies des voies urinaires, un chirurgien distingué des hôpitaux de Paris, le docteur Bazy, insiste sur le traitement des cystites et des pyélo-néphrites par la cure aux eaux de La Preste « qu'on ne connaît pas assez et qui ont une réelle efficacité ». Et le docteur Bazy ajoute à propos des eaux minérales de l'étranger : « *Nos eaux minérales françaises peuvent soutenir la comparaison et si l'on désirait aller chercher loin une guérison que l'on peut souvent obtenir plus près, je pourrais dire que* La Preste *donnerait toute satisfaction.* »

3° Le rhumatisme chronique, dans ses diverses manifestations en tant que maladie par ralentissement de la nutrition. On voit des rhumatisants, perclus depuis de longues années, recouvrer l'usage de leurs membres pendant ou après une cure à La Preste, quelquefois dans les premiers jours du traitement.

En dehors de ces affections qui constituent les principales indications du traitement thermal à La Preste, il ne faut pas oublier que l'eau de ses sources agit d'une façon très favorable sur les dyspepsies qui accompagnent fréquemment la diathèse urique, ainsi que sur certaines poussées conges-

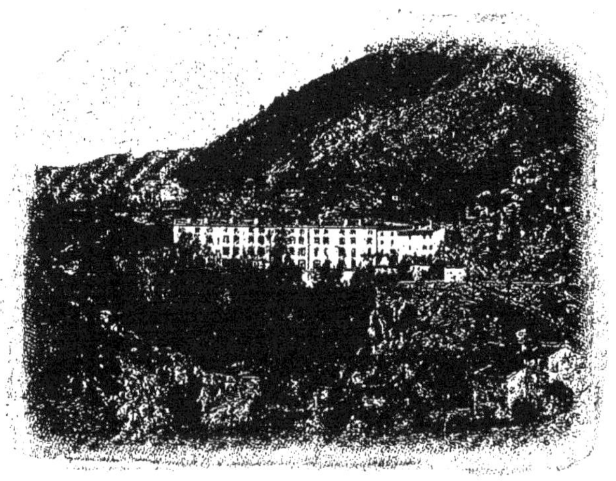

Vue générale de La Preste.

tives du foie. L'observation II que nous donnons plus loin en est un exemple remarquable. Des lavages de l'estomac faits pendant quelques jours avec de l'eau de La Preste ont rapidement amené la suppression des vomissements chez une jeune femme qui ne pouvait absolument rien tolérer. Les fonctions menstruelles sont aussi régularisées dans un grand nombre de cas, chez les malades qui se soumettent au traitement hydrominéral de La Preste.

<div style="text-align:center">~~~~~~~~~~~~~~~</div>

Contre - Indications

Certaines affections contre-indiquent le traitement thermal : les lésions cardiaques non compensées, la tuberculose pulmonaire et rénale, les cancers viscéraux, les états cachectiques, le nervosisme accentué.

I

Gravelle urique.

Frère des Ecoles chrétiennes, 55 ans.

Antécédents héréditaires et personnels. — Ce malade aurait eu à l'âge de 6 ou 7 ans le carreau. Son père est mort d'apoplexie, sans avoir jamais eu de rhumatisme ni de gravelle. Trois frères ou sœurs morts en bas-âge. Une sœur rhumatisante et un frère cardiaque. M. X... mène une existence très sédentaire depuis l'âge de 16 ans ; depuis plusieurs années ses urines abandonnent un dépôt sablonneux rougeâtre qu'il compare à de la « brique pilée ». Le 21 avril 1899, il a, pour la première fois, une colique néphrétique du côté gauche. La crise dura huit jours et se termina par l'expulsion d'un petit calcul urique. Une nouvelle crise se produit au mois d'août, mais n'est pas suivie d'élimination de calcul.

Ce malade n'a jamais eu d'hématurie et ne présente pas de symptômes vésicaux. Sur le conseil de son médecin, il vient faire une cure hydro-minérale à LA PRESTE où il arrive au commencement de septembre.

A son arrivée, il se plaint de pesanteurs lombaires, avec douleur sourde à gauche. Les urines, acides, limpides, ne contiennent ni sucre ni albumine, mais laissent déposer du sable urique en abondance.

Le 3 septembre, M. X... commence le traitement. Le 5 septembre, la douleur des reins a beaucoup diminué. Le cinquième jour du traitement, après avoir bu en tout dix verres d'eau et pris cinq bains, il expulse en urinant, *sans aucune douleur*, et sans urines sanglantes, deux petits calculs, de forme irrégulière, et du volume d'un petit pois. Le malade éprouve à partir de ce moment un soulagement complet. Il continue le traitement jusqu'au 23 septembre, date de son départ.

II

Lithiase rénale et lithiase biliaire.

Troubles dyspeptiques.

Mademoiselle R. C..., 27 ans, a des urines rouges depuis près de dix ans. De temps à autre, après une période de

malaise général avec troubles gastro-intestinaux, décharge
de sable urique dans les urines.

En mai 1898, cette
dame dont la santé était
bonne jusque là a des
troubles dyspeptiques
très prononcés. En juin,
première colique néphré-
tique gauche très vio-
lente qui dure cinq jours
et n'est pas suivie d'ex-
pulsion de calcul. Elle a
successivement en août,
octobre et novembre
trois autres crises né-
phrétiques : atrocement
douloureuses, mais sans
hématuries ni caculs. A
la fin de décembre, après
une colique plus violente
encore, urines sanglan-
tes et expulsion d'un

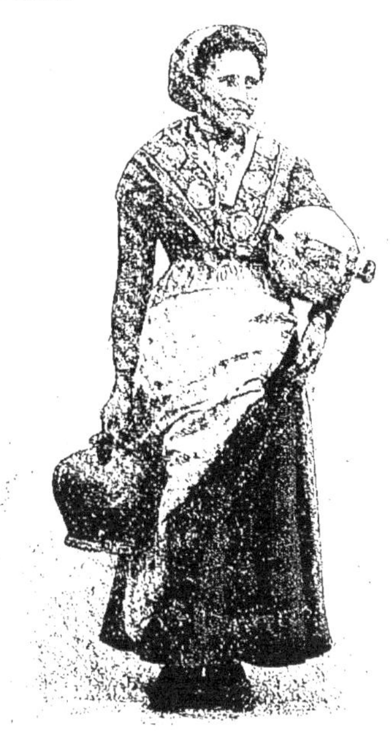

Catalane

calcul urique, du volume d'un petit noyau d'olive, hérissé
d'aspérités.

Durant le courant de l'année 1899, trois nouvelles crises,
malgré le traitement alcalin et l'hygiène alimentaire aux-
quels son médecin a soumis la malade. En plus de la douleur rénale gauche, la malade éprouve chaque fois une sensation douloureuse au niveau du foie et rend dans ses selles
des calculs biliaires du volume d'un noyau de cerise.

Cette dame arrive à LA PRESTE le 2 août.

Etat actuel à son arrivée à LA PRESTE. — Très
affaiblie par les troubles dyspeptiques qui s'accompagnent

plusieurs fois par semaine de vomissements alimentaires, cette malade se plaint de pesanteur lombaire, surtout à gauche. A la palpation le rein est légèrement descendu, mais ne paraît pas augmenté de volume. Les urines, claires et limpides, laissent déposer des cristaux d'acide urique abondants.

Elle commence immédiatement la cure hydro-minérale : boisson et bains. Le 15 août, elle buvait quatre verres d'eau et se trouvait un peu mieux, lorsqu'elle a une colique néphrétique, mais beaucoup moins douloureuse que les précédentes et qui dure seulement deux jours : cette crise est suivie de l'expulsion, sans hématurie, d'un calcul rénal, très irrégulier, parsemé de saillies, du volume d'un noyau d'olive. A partir de ce moment, la malade a de nouveau des troubles digestifs : elle vomit tout ce qu'elle prend et souffre de la région épigastrique.

L'eau chloroformée, la morphine en injections hypodermiques ne permettent pas la tolérance gastrique. On lui fait alors un lavage de l'estomac avec de l'eau de la source refroidie. Après le second lavage, la malade peut garder un verre de lait, et au bout de quelques jours elle commence à s'alimenter. On continue les lavages de l'estomac avec l'eau de la source, les bains, et on ordonne du massage. L'appétit revient, les digestions deviennent faciles, la malade reprend des forces, et elle quitte LA PRESTE en parfait état de santé au commencement d'octobre.

III

Lithiase rénale chez un arthritique alcoolique.

M. D..., boucher, 59 ans, a eu à plusieurs reprises depuis cinq ans des coliques néphrétiques violentes suivies d'hématuries avec expulsion de calculs uriques. C'est de plus un

alcoolique qui a eu plusieurs accès de rhumatisme chronique. Emphysème pulmonaire très marqué.

A son arrivée à La Preste, on lui recommande de boire

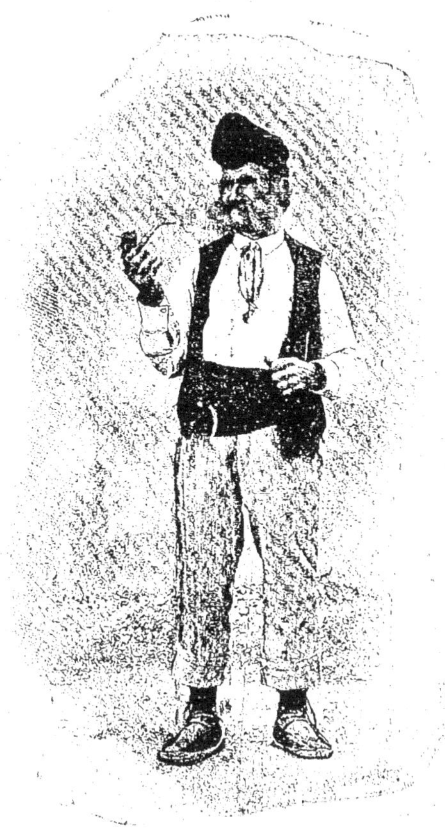

Type Catalan.

seulement les deux premiers jours un demi verre d'eau. Le
surlendemain de son arrivée, pressé d'augmenter les doses,
il en absorbe trois verres. Une heure après vives douleurs
dans les reins, sensation d'angoisse précordiale, nausées :

on l'envoie au bain où on lui prescrit d'y rester jusqu'à soulagement complet. Une demi-heure après, *presque sans douleur* et *sans hématurie*, le malade expulse en urinant un calcul d'urates, olivaire, rugueux, plus volumineux que ceux qu'il avait rendus auparavant. A partir de ce moment, il est complètement soulagé. Il continue prudemment sa cure hydro-minérale jusqu'à la fin du mois et il part sans éprouver le moindre phénomène douloureux.

Ces trois observations, presque calquées l'une sur l'autre, montrent bien quelle action rapide et énergique exerce l'eau de La Preste sur l'organisme des malades atteints de gravelle urique. Ces trois malades avaient eu des coliques néphrétiques très violentes, suivies d'hématuries, et après plusieurs jours de souffrances, d'expulsion de graviers. Il suffit de quelques jours de traitement à La Preste pour que deux de ces malades rendissent, sans douleur et sans urines sanglantes, des calculs volumineux qui, en dehors de la cure, eussent provoqué de violentes douleurs. Chez la jeune femme, les douleurs furent beaucoup moindres et la longueur de la crise fut réduite de trois jours.

IV

Pyélo-néphrite avec lithiase secondaire, datant de 25 ans.

Madame Z., 45 ans, a eu un accouchement difficile il y a 25 ans. Sondée à plusieurs reprises les jours suivants, elle eut des symptômes de cystite aiguë très marqués : besoins fréquents et impérieux d'uriner, douleurs très vives à la miction, urines troubles.

Depuis cette époque, Madame Z... a conservé des urines troubles et de temps à autre, en particulier pendant les périodes menstruelles, les mictions augmentent de fréquence et redeviennent douloureuses.

A partir de 1883, cette dame remarqua l'existence de glaires abondantes dans ses urines qui étaient fortement odorantes à l'émission. En 1883, première colique néphrétique gauche suivie d'élimination de deux petits graviers phosphatiques. Jusqu'à il y a deux ans, grâce à une hygiène alimentaire assez sérieuse, cette dame ne présenta aucun phénomène particulier. Mais en 1897, 14 ans après la première crise, Madame Z... eut une seconde colique néphrétique qui dura 8 jours et s'accompagna d'une hématurie si abondante que les caillots remplissant la vessie déterminèrent de la rétention d'urine.

Enfin, au mois d'août de cette année, troisième colique néphrétique également très violente, suivie d'expulsion de calculs phosphatiques.

Sur les conseils de son médecin, cette dame vient faire une saison à LA PRESTE. A son arrivée, les urines sont fortement alcalines et laissent un dépôt abondant de glaires adhérentes au vase. Le rein gauche est légèrement sensible à la palpation.

Lorsque cette dame quitte LA PRESTE, après 21 jours de traitement, *les urines sont légèrement acides à l'émission*. Elles sont encore troubles et par le repos laissent déposer quelques glaires, mais en quantité infiniment moins abondante qu'au moment de l'arrivée de la malade. En somme, amélioration très notable que l'usage d'eau de LA PRESTE aux repas continuera jusqu'à la saison prochaine.

Cette observation est caractéristique : elle démontre l'efficacité de la cure hydro-minérale de LA PRESTE, dans les infections chroniques des voies urinaires. Il serait facile de citer une série de cas analogues de cystites anciennes, de pyélites, de pyélo-néphrites calculeuses qui ont trouvé dans le traitement à cette station une amélioration notable. Mais ces quelques exemples, pris au hasard, nous paraissent suffisants pour prouver que LA PRESTE est bien, par excellence, une station curatrice des maladies des voies urinaires.

CÉRET. — Imp., Libr. et Rel. L. ROQUE, place de la Poste.

CHEMINS DE FER

HORAIRE DE LA MARCHE DES TRAINS SE DIRIGEANT SUR **LA PRESTE**

Correspondant à notre *Itinéraire-Indicateur* qui se trouve à la fin de la brochure.

		soir				soir				soir	
PARIS......	Départ.	7 h 50	PARIS......	Départ.	8 h 30	PARIS...... départ.	7 h 55	PARIS-LYON.. départ.	7 h 35		
	Arrivée.	9 36		Arrivée.	10 27	MELUN.............	8 17	MELUN	8 17		
ORLÉANS.....	Départ.	9 55	ORLÉANS.....	Départ.	10 39	MONTARGIS	10 06	NUITS	11 14		
	Arrivée.	11 05			matin		matin	DIJON	12 45		
VIERZON.....	Départ.	11 11	ANGOULÊME...	Arrivée.	3 58	ARVANT	6 35		matin		
	matin			Départ.	4 03			LYON.............	4 05		
	Arrivée.	? 45		Arrivée.	6 17	NEUSSARGUES......	8 »	AVIGNON	7 24		
LIMOGES.....	Départ.	3 12	BORDEAUX....	Départ.	8 »		soir	TARASCON..........	8 40		
	Arrivée.	5 11		Arrivée.	11 46	BÉDARIEUX	2 04	MARSEILLE-TARASCON	6 22		
BRIVES	Départ.	5 23	MONTAUBAN ..	Départ.	11 49	BÉZIERS	3 37	NIMES	9 32		
	Arrivée.	7 »			soir	NARBONNE.........	4 11				
CAHORS......	Départ.	7 10	TOULOUSE....	Arrivée.	12 36	PERPIGNAN	5 29	LUNEL.............	9 52		
	Arrivée.	8 10		Départ.	12 46	ELNE	5 58	MONTPELLIER......	10 27		
MONTAUBAN ..	Départ.	8 15		Arrivée.	2 27	ARLES-SUR-TECH....	9 06		soir		
	Arrivée.	8 59	CARCASSONNE .	Départ.	2 32	Arrivée à **La Preste**	12 30	CETTE	12 »		
TOULOUSE....	Départ.	9 16		Arrivée.	3 39		matin	BÉZIERS	12 51		
	Arrivée.	11 03	NARBONNE ...	Départ.	4 20	BARCELONA omnibus départ	5 h »	NARBONNE	1 29		
CARCASSONNE.	Départ.	11 37		Arrivée.	5 29	id. express id.	9 43	PERPIGNAN	2 32		
	soir		PERPIGNAN ...	Départ.	5 35		soir	ELNE	3 03		
NARBONNE ...	Arrivée.	12 49		Arrivée.	5 53	CERBÈRE...... départ	2 25	ARLES-SUR-TECH ...	4 12		
	Départ.	1 29	ELNE........	Départ.	7 35	ELNE........ départ	3 03	Départ en voiture..	4 30		
PERPIGNAN...	Arrivée.	2 32		Arrivée.	9 06	ARLES.. départ en voiture	4 30	Arrivée à **La Preste**	8 h s.		
	Départ.	2 36	ARLES-S-TECH	Départ.	9 30	Arrivée à **La Preste**	8 h. s.				
ELNE........	Arrivée.	2 49									
	Départ.	3 03	Arrivée à **La Preste**	12 30							
ARLES-SUR-TECH		4 12									
Départ (en voiture)..		4 30									
Arrivée à **La Preste**..		8 h s^r									

NOTA. — L'Administration de l'Etablissement de LA PRESTE étant correspondant des Chemins de fer, tient à l'arrivée du train de **4 h 12** du soir, un Omnibus très confortable pour le transport des baigneurs jusqu'à l'Etablissement.

Le Directeur des Thermes de LA PRESTE, M. Jean Carbonell, a cru bien faire en donnant à Messieurs les baigneurs tous ces renseignements, afin de les mettre en garde contre les sollicitations de certains *pisteurs* qui vont les importuner jusque dans les voitures du Chemin de fer.

Itinéraire-Indicateur des Chemins de Fer

partant des principales villes et aboutissant à LA PRESTE

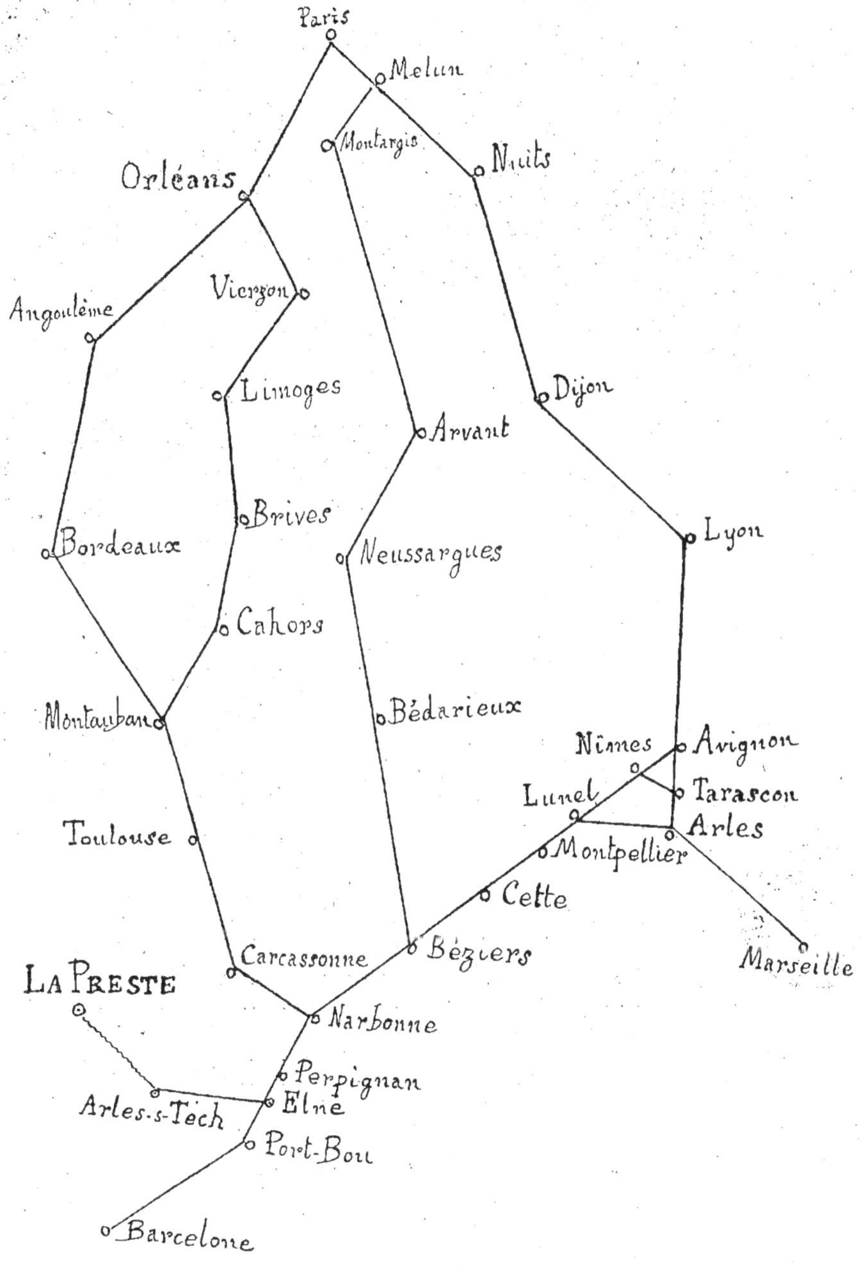

ÉTABLISSEMENT THERMAL
DE "LA PRESTE"
OUVERT TOUTE L'ANNÉE
Saison du 1er Mai au 31 Octobre
Saison d'Automne recommandée

Station d'Arles-sur-Tech. — Voitures publiques et particulières. — Magnifique route. — Excellent climat de montagne. — Bains, Hydrothérapie dans l'Etablissement. — 200 Chambres. — Salons de conversation, de lecture, de jeux, etc. — Café. — Billard. — Cuisine de premier ordre. — Appartements pour familles, Villas. — Magnifiques terrasses et promenades. — Grand parc attenant à l'Etablissement. — Aérothérapie. — Cures de lait et de petit lait. — Excursions nombreuses et renommées.

L'Établissement est éclairé à l'Électricité.

PRIX :

Chambres		de 2 à 5 fr. par jour.
Service		0 f. 50 par jour et par personne.
Traitement	Buvette	0 50 par jour.
	Bains	1 25.
	Douche	1 »
Restaurant		8 » par jour.
Tables d'hôte	1re classe	6 » id.
	2e classe	4 » id.
Cuisine et salles à manger pour ménage		0 75 par jour et par personne.

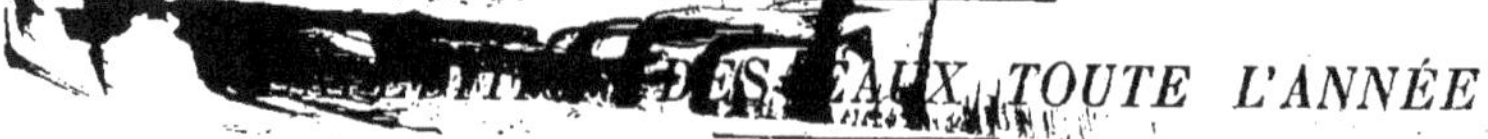

Caisse de 25 bouteilles		12 f. 50
Id. 50 id.		24 »

Franco en gare d'Arles-sur-Tech.

Pour tous renseignements s'adresser au Gérant de l'Etablissement

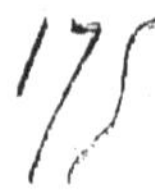